AF356434

CONFÉRENCE

FAITE A JULIENRUPT (SYNDICAT-DE-SAINT-AMÉ).

LE DIMANCHE 3 MAI 1868

HYGIÈNE
DES ÉTABLES

PAR

A. MANSUY

Vétérinaire à Remiremont, Membre de la Société d'Émulation des Vosges

REMIREMONT

IMPRIMERIE DE MOUGIN

1868

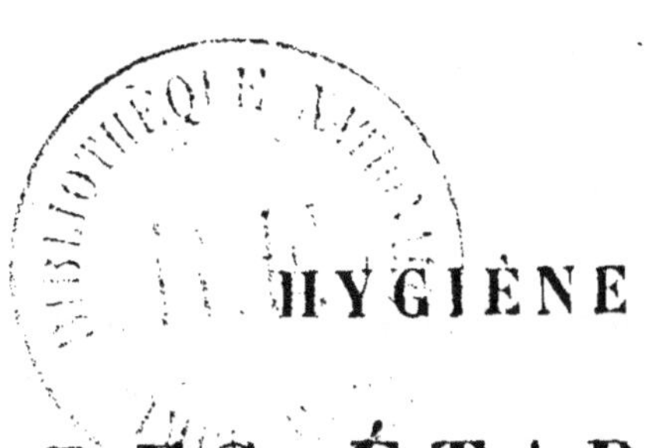

HYGIÈNE
DES ÉTABLES

PRINCIPES GÉNÉRAUX

Messieurs,

A l'heure qu'il est, du nord au midi de la France, de l'est à l'ouest, des hommes d'un savoir plus ou moins étendu, mais à coup sûr tout dévoués à la cause de l'instruction populaire, consacrent une partie de leur temps à répandre dans les masses des connaissances que les conditions sociales au milieu desquelles elles sont nées et ont grandi, n'ont pu leur permettre d'acquérir.

En présence de ce mouvement intellectuel qui marche et grandit, nul homme soucieux de la grandeur et de la prospérité de son pays, ne peut rester indifférent. L'instruction, en effet, est la mère du progrès; partout où elle manque, la ci-

— 4 —

vilisation reste stationnaire, aucun perfectionnement n'est possible.

Pour notre compte, Messieurs, en voyant ce
qui se passe autour de nous, le désir de nous
rendre aussi utile qu'il est en notre pouvoir, nous
est venu, et nous avons formé le projet de répé-
ter, dans une réunion de cultivateurs, ce que
nous avons dit souvent à quelques-uns d'entre
eux sur l'hygiène du bétail. Loin de nous l'idée
de venir nous poser devant vous comme un m î-
tre de la science, nous savons trop bien que nous
n'en sommes qu'un infime représentant ; nous ne
voulons être considéré ici que comme un vulga-
risateur des choses de votre métier, ou si vous
aimez mieux comme un simple narrateur.

Ce n'est pas devant un auditoire composé
d'hommes des champs qu'il est nécessaire de dé-
montrer l'importance de l'agriculture. Attachés
comme vous l'êtes au sol que vous arrosez de vos
sueurs, vous avez à cet égard une juste idée ;
aussi sommes nous convaincu que vous appréciez
comme il convient tout ce qui est du domaine de
votre profession, tout sujet d'étude qui s'y rat-
tache de près ou de loin. Quand nous avons pris
par devers vous l'engagement de faire des confé-
rences sur l'hygiène des animaux, nous avons
pensé que cette question pourrait offrir de l'inté-
rêt à cause du rôle que joue le bétail chez les
marcaires de votre vallée. Qui pourrait, d'ailleurs, surtout aujourd'hui, séparer, même par
la pensée, la culture du sol de ce qui touche

au bétail? Personne que nous sachions. L'agriculture, et l'hygiène vétérinaire prise dans sa plus grande acception, sont deux sciences qui se lient, qui se confondent, qui forment un tout dont l'hygiène elle-même n'est qu'une partie.

Est-ce à dire, Messieurs, qu'en ne nous occupant que des bestiaux, nous n'ayons beaucoup à faire, beaucoup à étudier? Si, car le champ qu'il nous reste à exploiter est vaste. A ne considérer même cette branche des connaissances agricoles, appelée hygiène des animaux, que par un de ses côtés, celui qui se rapporte essentiellement à la santé, elle offre encore beaucoup de sujets de méditation au travailleur.

La tâche que nous nous sommes imposée pour aujourd'hui, Messieurs, c'est de vous faire connaître les règles générales qui doivent présider à la construction des logements destinés au bétail, ou les conditions raisonnées dans lesquelles celui-ci doit se trouver pour être logé selon les principes de l'hygiène. Vous le voyez, pour le moment nous mettons de côté, ou du moins tant que les besoins de la cause ne l'exigeront pas, ce qui est relatif à la zootechnie, c'est-à-dire à cette partie de l'hygiène vétérinaire qui comprend la multiplication, l'élevage, l'entretien des animaux. Nous ne nous occuperons que des agents capables d'altérer les fonctions animales, de les surexciter, de les ralentir, de les troubler, tout en ne nous écartant pas de notre sujet, tout en ne parlant que des étables sur lesquelles ces agents exercent leur influence.

Habitations des animaux. — La première condition pour que le bétail se porte bien, c'est qu'il soit bien logé. Ceci semble un paradoxe, à voir ce qui se passait il y a quelques siècles dans les montagnes des Vosges, à voir même ce qui a lieu de nos jours dans les steppes de la Russie, dans les savanes et les pampas du Nouveau-Monde ; et cependant rien n'est plus vrai. Jadis, en effet, le bétail de notre contrée vivait en liberté ; il n'avait pour s'abriter des rigueurs du temps, que les forêts ou les accidents de terrain ; dans ces conditions défavorables il s'entretenait et se multipliait, mais il faut bien le dire aussi, les accidents mortels qu'il éprouvait étaient beaucoup plus considérables qu'ils n'auraient été s'il eût vécu dans l'état de domesticité absolue. Aujourd'hui pourquoi en est-il et doit-il en être autrement? C'est que les conditions de l'homme ont changé, que la population a augmenté, c'est que l'agriculture a progressé et que le rôle du bétail s'est modifié avec l'extension apportée au commerce et les perfectionnement introduits dans l'industrie.

Ainsi, il est donc vrai de dire que maintenant il ne faut plus considérer les logements des animaux comme de simples abris. A des époques reculées, où la terre n'était pas cultivée, faute de bras, où l'homme se nourrissait exclusivement du produit de ses troupeaux, il pouvait en être ainsi. De notre temps, où la pâture tend à disparaitre et où le régime de la stabulation permanente s'impose, il faut au bétail des habitations qui, tout en le préservant des intempéries, ne le prive d'aucun des agents extérieurs dont il a besoin pour vivre.

Quels sont donc les principes d'après lesquels une étable doit être construite pour répondre à toutes les exigences de l'hygiène? Au premier rang de ces principes, les auteurs placent l'exposition et l'assiette de la construction. Ils s'accordent tous à dire que l'exposition à l'est est de toutes la meilleure, et recommandent que le sol de l'étable soit toujours plus élevé que le niveau extérieur. S'il était partout possible de suivre les prescriptions ou les enseignements de la science, nous n'aurions qu'à nous incliner devant l'autorité des personnes compétentes; mais est-il ainsi et peut-on toujours établir les habitations dans l'endroit qui serait le plus favorable au point de vue de l'hygiène? Non, c'est pourquoi nous dirons que si vous ne devez pas tenir grand compte, dans des conditions données, de la question d'exposition, il ne faut pas dédaigner celle qui est relative à l'élévation du sol de la construction. Quelle que soit la place choisie pour bâtir, on doit toujours faire en sorte que ce sol soit plus élevé que celui du dehors. Dans la généralité des cas, on peut agir ainsi, et il n'y faut pas manquer, car on prévient de cette façon une cause puissante d'insalubrité, l'humidité, qui est condamnée par tous les écrivains. Un de ceux que la presse agricole estime le plus, M. Gayot, dans une petite brochure qu'il a consacrée *aux meilleures dispositions à donner aux écuries*, dit, en effet : Le programme que nous proposons pour faire quelque chose d'hygiénique est simple, le voici :

« Point d'humidité, un espace proportionné au nombre des habitants, un air toujours respirable, assez de lumière, une température convenable, un arrangement intérieur commode, un accès facile. »

Bien que ce programme ait été rédigé en vue des logements destinés au cheval, nous vous le proposerons néanmoins pour les étables qui, elles aussi, demandent à être salubres. Il est sévère, Messieurs, mais avouons qu'il ne nous paraît tel que parce que, généralement, les étables de nos montagnes laissent beaucoup à désirer. Entre ce qui existe et ce qui devrait exister, il y a, en effet, un grand vide à combler. Ne croyez donc pas que tout est pour le mieux dans vos fermes, et surtout, protestez contre cette calomnie qu'on prête bien gratuitement à vos ancêtres, à savoir, qu'ils reviendraient, et qu'ils ne changeraient ni un clou, ni une poutre aux logements de leur bétail. Vos aïeux ne manquaient pas de jugement, et s'ils construisaient des étables exiguës, c'est parce que leurs vaches passaient beaucoup de temps sur les pâturages ; que d'ailleurs, les nourrissant moins bien que vous ne le faites, ces bêtes développaient moins de chaleur que les vôtres et avaient besoin de moins d'air ; qu'enfin, elles

étaient plus petites de taille que celles d'aujour-
d'hui, et qu'elles pouvaient à la rigueur se contenter d'endroits étroits et bas. Vous le voyez,
Messieurs, vos pères avaient, jusqu'à un certain
point, raison de faire ce qu'ils faisaient, et vous,
vous auriez tort de suivre leur exemple. Rompez
avec l'aveugle routine, rangez-vous sous la ban-
nière du progrès, il y va de vos intérêts particu-
liers et de la prospérité de l'agriculture.

Aussi, comme nous le disions tout-à-l heure,
l'humidité des étables doit être soigneusement
évitée, d'où qu'elle vienne, du sol, des murs ou
de l'exposition ; elle nuit à la santé et abrége la
vie, autant qu'elle diminue la durée des matières
inertes ; elle altère l'économie vivante presque
aussi profondément que la nature morte ; elle
rend les animaux malades aussi bien qu'elle
pourrit les planchers, les poutres et les portes.
Dans votre vallée, on n'observe pas les effets dé-
sastreux de l'humidité sur le bétail comme dans
quelques localités de l'arrondissement, mais ne
croyez pas n.oins à leur existence, et redoutez
ces affections des muscles, des os ou des art.cu-
lations qui règnent à l'état épizoo ique dans les
étables du plateau de Bellefontaine et des ter-
rains bas de Raon-aux-Bois. Il est si facile d'ailleurs, au moyen de quelques drainages intelli-
gemment établis et économiquement faits, de se
préserver de l'humidité, qu'on ne comprend pas

comment on ait encore aujourd'hui à en constater les fatales conséquences. La quantité de vapeur d'eau produite par la respiration des animaux et celle qui s'exhale de leurs excrétions sont déjà une source si abondante d'humidité, qu'on doit chercher à détruire au moins celles qui viennent du sol.

S'il est vrai de dire que le cheval, animal de travail, par excellence, a besoin de beaucoup d'espace pour être très-libre de ses mouvements et se délasser de la contrainte à laquelle l'a forcé le service auquel il est destiné, il est vrai aussi d'admettre que la vache, machine à lait, demande à être à l'aise, sinon pour se livrer à de grands mouvements latéraux, tout au moins pour pouvoir sans gêne se lever et se coucher. Véritable laboratoire au sein duquel s'opèrent mille petites combinaisons, elle réclame impérieusement du calme, de la tranquillité, de l'espace, afin de prendre et digérer sa nourriture paisiblement. Et vous savez, Messieurs, pour qu'il en soit ainsi, il faut que la bête à cornes ait une large part de crèche et une partie de plancher suffisante pour manger librement, pour ne pas gêner ses voisines en se couchant, ni être gênée elle-même. Faites donc en sorte, Messieurs, qu'on ne voie plus dans vos étables des vaches dans la nécessité de se tenir debout pendant que d'autres sont couchées et ruminent sans inquiétude ; une recette journalière

plus élevée, produite par un rendement lactifère
plus abondant ou par un engraissement plus hâtif,
vous compensera des quelques frais que vous au-
rez pu faire pour donner une place plus commode
à vos laitières.

Les bêtes bovines ont d'autres besoins qu'il
importe de ne pas oublier, car ils sont impé-
rieux. Il faut leur procurer la somme d'air nécessaire à leur existence, ou autrement dit, l'air
de l'étable doit toujours être respirable. En est-il
toujours ainsi dans nos contrées? Il vous est possible à tous de répondre, Messieurs : les sensa-
tions que vous éprouvez journellement en allant
donner à manger à votre bétail vous dictent la
négation que nous avons hésité à prononcer. Et
cependant combien l'air n'est-il pas indispensable à l'entretien de la santé. Sans lui, la vie s'é-
teint ; altéré dans sa constitution il met obstacle
au libre exercice des principales fonctions et surtout de la respiration.

Il faut donc que les étables aient relativement
de vastes dimensions, afin de pouvoir contenir un
volume d'air convenable, ou que des ouvertures
bien construites soient habilement ménagées, soit
pour favoriser le renouvellement de l'air, soit
pour laisser échapper celui qui est vicié. C'est
qu'aussi bien, Messieurs, les causes d'altération
du gaz atmosphérique sont nombreuses : nous en
avons déjà signalé une précédemment en parlant

de l'humidité des étables ; il y en a beaucoup d'autres, mais la plus féconde est celle qui vient de la respiration des animaux. Outre que cet acte donne naissance à une grande quantité de vapeur d'eau, il produit de plus des gaz impropres à la vie. Et si l'on songe qu'à chaque mouvement respiratoire l'air perd de ses éléments vivifiants pour les remplacer par d'autres qui sont délétères, on peut imaginer combien l'atmosphère d'un local est vite altérée, surtout si l'on réfléchit qu'une masse d'air qui a servi à la respiration en vicie par son mélange une masse à peu près quatre fois aussi grande. On n'arriverait jamais, Messieurs, à donner aux animaux, par la capacité de leurs habitations, le volume d'air pur dont ils ont besoin ; on ne peut obtenir ce résultat que par un aérage bien combiné. Sous ce rapport il reste tout à faire dans nos campagnes, où les fenêtres des étables, sortes de lucarnes, restent constamment fermées, et où on ne voit que de rares ventilateurs, le plus souvent mal construits. Si nous voulions dès aujourd'hui aborder les questions de détail, nous vous dirions quelles dimensions doivent avoir les habitations de vos bêtes à cornes, quelles précautions il faut prendre pour que le sol en soit hygiénique, etc.; mais notre intention, nous l'avons déjà dit, est de nous contenter de généralités ; tout au plus dirons-nous, car c'est entrer dans le domaine de la zootechnie, que si dans les pays d'élevage on doit respecter religieusement les préceptes de la science, en matière de con-tructions rurales, dans nos montagnes, où le bétail a une destination particulière, on peut, jusqu'à une certaine limite, s'écarter de ces principes. Un air pur, vif et froid, qui peut convenir à des animaux de travail ou à des bêtes jeunes, est contraire aux bêtes de rente. Celles-ci ont besoin d'une atmosphère chaude et un peu humide, non pour se bien porter, mais pour donner la plus grande somme de produits possible. Aussi, sans vous recommander, sans vous offrir comme modèles ces étables que l'on rencontre quelquefois chez de riches fantaisistes, nous vous conseillerons de modifier les constructions destinées à vos animaux de manière à leur donner des dimensions, en hauteur et en largeur, beaucoup plus considérables que celles qui existent le plus généralement. Mieux logées vos vaches ne donneront pas moins de lait, elles s'engraisseront aussi bien, elles travailleront mieux parce qu'elles seront plus fortes et elles deviendront moins souvent phthisiques (1). Vous pourrez de plus vous livrer à l'élevage, quand l'occasion s'en présentera, tandis que dans les conditions actuelles, cela n'est avantageusement possible qu'exceptionnellement.

C'est surtout pour les élèves et au point de vue de la santé, que nous recommanderons avec

---

(1) Grainées.

M. Gayot, « assez de lumière » dans les étables.
Nous avons dit tout à l'heure un mot des fenêtres
comme moyen d'aération, maintenant nous vous
en parlerons à un point de vue qui a aussi son
importance. Si l'air est l'aliment par excellence,
indispensable, l'aliment de premier ordre de tout
être organisé, la lumière peut en être considérée
comme l'aliment secondaire. Sans elle, les fonctions animales perdent de leur énergie, se ralen-
tissent, les tissus se décolorent et les sucs qu'ils
contiennent n'ont pas la saveur qu'ils devraient
avoir. Voyez d'ailleurs ce qui se passe sur les végétaux ; observez les fleurs que vous sortez au
printemps de la cave ou du cellier où vous les
avez mises pour les préserver du froid ; elles
portent déjà des pousses nouvelles, mais quelle
apparence ont ces pousses ; n'ont-elles pas un air
maladif ? Constatez ce qui a lieu à l'ombre d'un
arbre ; est-ce que dans le rayon de cet ombre la
végétation est aussi vigoureuse qu'ailleurs ? Eh
bien ! ce qui se passe chez les petits êtres animés
de la création a lieu chez les grands ; les animaux
ont besoin de lumière aussi bien que les plantes,
et s'ils étaient libres de leurs mouvements, ils
feraient comme ces végétaux qui tournent mille
obstacles pour fuir l'obscurité et s'étaler au soleil. Les fenêtres des étables doivent donc avoir
des dimensions telles qu'étant ouvertes elles don-
nent une issue prompte à l'air vicié, et qu'étant
fermées elles laissent pénétrer la lumière jusque
dans les moindres coins du local. A ce dernier

point de vue, elles auraient un immense avantage, ce serait de mettre la malpropreté au grand jour et d'exciter les marcaires à la faire disparaître, sinon pour en éviter les effets pernicieux, tout au moins pour en priver la vue des visiteurs.

Ainsi que vous avez pu en juger jusqu'ici, Messieurs, les préceptes de notre programme s'enchaînent, se tiennent entre eux, et il serait difficile d'en écarter un sans nuire aux autres, conséquemment sans porter atteinte à la règle générale qui doit guider dans la construction des étables. Quand plus haut nous avons parlé de l'air, nous n'avons envisagé cet agent que sous le rapport de sa constitution. Nous serons pour le moment obligé de revenir sur cet objet, parce que nous avons à traiter de la température qui doit régner dans les habitations des animaux.

Nous avons avancé que cette *température* doit être *convenable*. Rien n'est plus facile d'agir en sorte qu'il en soit ainsi, malgré les changements atmosphériques brusques qui ont lieu dans ces parages, et quoiqu'on soit dans l'obligation de bâtir à toutes les expositions. Nous croyons d'abord qu'il est inutile de vous indiquer les moyens de préserver votre bétail du froid extérieur; vous les connaissez et les employez. Ceux qui concernent le froid intérieur, et qui pour nous sont beaucoup plus redoutables, nous les avons fait entrevoir en parlant de l'humidité du sol; nous y revien—

drons ultérieurement. Nous ne nous appesanti-
rons donc que sur ce côté de la question qui touche à la chaleur.

Les sources de calorique sont nombreuses dans
la nature, vous le savez, Messieurs, et une des
plus bienfaisantes et des plus fécondes est, sans
contredit, celle que développe le soleil. A côté de
cette source, il en existe une autre qui est abondante aussi et qui, dans certaines circonstances,
se fait vivement sentir; c'est la chaleur animale.
Cette chaleur, tout ê re vivant la porte en soi;
seulement, elle est beaucoup plus développée
chez les animaux à sang chaud, par exemple,
que chez les animaux à sang froid. Elle l'est aussi
beaucoup plus chez les bestiaux bien entretenus
que chez ceux qui sont maigres ou mal nourris.
Conséquence des phénomènes chimiques qui se
passent au sein du poumon, dans l'acte de la respiration, elle augmente suivant l'activité de la
combustion dont elle émane et se maintient à un
haut degré tant que les matériaux combustibles
ne manquent pas. Qu'on suppose dès lors six ou
huit têtes de bétail recevant une forte ration,
dans un local semblable à ceux qu'on a l'habitude
de construire, et on se fera une idée de la promp-
titude avec laquelle la température de ce lieu doit
s'élever, si l'on considère surtout que la chaleur
développée par le corps de chaque individu ou
de chaque objet rayonnant est à 38 ou 40 degrés.
L'élévation permanente de la température des
étables de notre pays fait que l'air qu'elles ren-

ferment est léger et ne contient plus, sous le même volume, la même quantité du gaz auquel il doit ses propriétés vivifiantes. Des précautions doivent donc être prises pour donner issue à cet air dilaté, parce qu'il est très-avide d'humidité, et que la vapeur d'eau dont il tend sans cesse à s'emparer est infectante. S'exhalant de la surface du corps des animaux, de leurs déjections, de leur litière, de la fermentation de ces matières, cette vapeur se charge de miasmes qui rendent l'atmosphère insalubre et conséquemment impropre à la respiration.

Des ventilateurs bien établis et fonctionnant bien, de concert avec les portes et les fenêtres, nous semblent devoir agir de manière à faire régner, dans le local habité, une température en harmonie avec les besoins des animaux qu'il renferme.

Nous n'avons que peu de choses à dire ici sur cette partie du programme qui concerne *l'arrangement intérieur des étables*. Tout commode qu'il doit être, il doit être aussi simple que le veut l'économie la plus stricte. Là se borneront nos conseils quant à présent; plus tard nous reviendrons sur ce sujet quand nous nous occuperons des constructions en détail.

Il n'en sera pas de même de la dernière prescription. Celle-là, nous en parlerons d'autant plus volontiers que souvent nous avons été victime du peu de respect qu'on a pour elle. *L'accès des étables sera facile*, avons-nous dit. Cette recommandation a de la valeur, car en n'en tenant pas compte on s'expose à nuire aussi bien à la santé des animaux qu'à celle de l'homme. Des portes trop basses exposent, en effet, les personnes qui pénètrent dans les étables à se contusionner violemment la tête ; trop étroites, elles serrent au passage les vaches grosses ou pleines, les font souffrir et quelquefois avorter. Pour éviter tous ces inconvénients, elles devront avoir des dimensions plus grandes que celles qu'elles ont d'habitude. Réclamer ce perfectionnement, ce n'est pas, pensons-nous, se montrer exigeant ; c'est demander une amélioration possible dans beaucoup de cas ; c'est d'ailleurs agir de manière à faciliter le renouvellement prompt de l'air de l'étable, et conséquemment se montrer logique jusqu'à la fin dans l'exposé des principes qui doivent présider à la construction des logements destinés aux animaux.

Pour terminer, Messieurs, et puisque notre tâche est épuisée, laissez-nous vous citer les réflexions de deux hommes autorisés qui ont écrit sur l'hygiène du bétail. Un de ces auteurs, M. P. Joigneaux, dit dans *les Veillées de la ferme de Tourne-Bride*, une brochure que nous vous recommandons : « Les bêtes ne vivent bien, ne se portent bien qu'à la condition d'avoir leurs aises, d'être tenues proprement et de ne point manquer d'air. C'est ce que les gens ignorent trop souvent, et c'est pour cela que nous rencontrons tant d'étables insalubres où les animaux souffrent plus qu'on ne se l'imagine. »

M. Gustave Heuzé dit de son côté : « Hélas ! pourquoi toutes les vaches en France n'existent-elles pas dans des étables bien dirigées ? Combien on doit regretter que toutes les bêtes bovines, de rente ou de travail, ne soient pas soumises à un bon système d'entretien ! Il existe encore des localités où on laisse les litières et les déjections, soit solides, soit liquides, s'amasser sous les animaux, sans autre précaution que celle de répandre la litière nécessaire à la circulation des vachères ou des bouviers. Il importe peu que les animaux vivent dans la fange, que les déjections rendent, par leur accumulation successive, les locaux insalubres, que le bétail y souffre de la chaleur, qu'il ne puisse respirer un air pur ; ce qui préoccupe le plus le cultivateur, c'est la coutume locale, c'est l'usage suivi par son père ou ses voisins, auquel il ne peut pas déroger.

« Combien d'étables sont encore de véritables cloaques ! Combien de ces bâtiments où les animaux vivent couchés dans la fange, où leur entassement produit une chaleur qui les fatigue et les oblige à se tenir toujours couchés ; où le vrai cultivateur éprouve à la vue d'un tel spectacle, un sentiment de dégoût et de tristesse.

« Proposez de changer ces conditions, le cultivateur, avec la naïveté qui le caractérise, vous répondra qu'il ne veut pas déroger aux habitudes de la contrée qu'il habite. Espérons que ces déplorables idées ne tarderont pas à disparaître. »

Nous n'ajouterons rien à ces paroles sorties de la plume de maîtres de la science agricole ; nous nous contenterons de vous les offrir en méditation comme étant le résumé et l'expression tout entière de notre conférence.

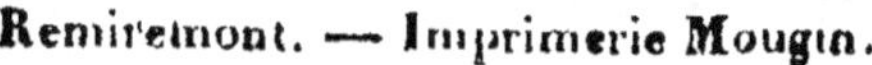

Remiremont. — Imprimerie Mougin.